Elfi Sinn

Das Monster im Schrank

Wenn Kinder Angst haben

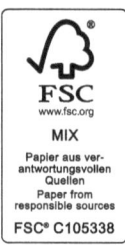

Bibliografische Information der Deutschen Nationalbibliothek:
Die Deutsche Nationalbibliothek verzeichnet diese Publikation in
der Deutschen Nationalbibliografie; detailierte bibliografische Da-
ten sind im Internet unter http://dnb.dnb.de abrufbar.

Herstellung und Verlag:

BoD – Books on Demand Norderstedt

ISBN:9 783 746 094 182

Inhaltsverzeichnis

Vorwort

Wenn erwachsene Menschen Angst haben, kann das für viele eine tagtägliche Hölle bedeuten.

Wer aber erlebt, dass das eigene Kind unter Ängsten leidet und selbst nicht helfen oder wenigstens lindern kann, empfindet das meist noch viel schlimmer.

Dabei lassen sich Ängste und Phobien oft mit verblüffend einfachen Mitteln beeinflussen.

Ich stelle Ihnen nachfolgend einige naturheilkundliche vor, wie die Mentalfeldtechnik, Biochemie nach Schüßler, Bachblüten, Homöopathie, Reiki u.a.

Das vorliegende Buch ist als kleines Vademecum gedacht, als Nachschlagewerk für Eltern und Großeltern. Welche Methode Sie im jeweiligen Fall anwenden, bleibt Ihrer Auswahl überlassen. Empfehlenswert ist vor allem die Mentalfeldtechnik, weil sie immer und überall anwendbar ist und keine weiteren Hilfsmittel erfordert.

Sollte dennoch bei korrekter Anwendung keine deutliche Erleichterung bei Ihrem Kind erreicht werden, empfehle ich Ihnen, eine psychotherapeutische Fachkraft zu konsultieren.

Elfi Sinn

Februar 2018

Woher kommen die Ängste?

Angst zu haben ist eigentlich eine sinnvolle Einrichtung unseres Körpers, denn sie kann uns helfen, gefährliche Situationen richtig einzuschätzen und zu bewältigen. Und sie lässt uns auch nicht zu tollkühn werden, zum Beispiel einen bissigen Hund streicheln zu wollen.

Probleme machen Ängste erst dann, wenn sie ohne begründeten Anlass auftreten und zu ständigem Vermeidungsverhalten führen.

Ihr Kind will plötzlich nicht mehr im Dunkeln schlafen, nicht in die Kita gehen, nicht bestimmte Menschen treffen, Tieren nicht zu nahe kommen o.ä.

Das wovor Ihr Kind Angst zeigt, kann früher einmal passiert sein, muss es aber nicht.

Wilhelm Busch hat es treffend so formuliert:

In Ängsten findet manches statt, was sonst nicht stattgefunden hat.

Manchmal sind solche Ängste Folgen eines Erlebnisses, eines Films oder einer Erzählung, die Erwachsene schon längst vergessen haben, die aber im kindlichen Bewusstsein, ohne rationale Kontrolle, als beängstigend gespeichert wurden.

So kommt es zu Monstern im Schrank, unterm Bett oder am dunklen Fenster.

Kindern dann, wenn sie schreckensstarr sind, zu sagen, dass solche Gespenster nicht real sind, hilft nicht im Geringsten, weil sie es zu diesem Zeitpunkt überhaupt nicht in ihrem Großhirn verarbeiten können.

Das hängt mit dem limbischen System zusammen, einem Kontroll- und Erinnerungszentrum für Emotionen in unserem Gehirn. Es liegt zwischen dem entwicklungsgeschichtlich ältester Gehirnteil, wo die Angst entsteht und dem Großhirn, das für das rationale Denken zuständig ist. Durch diese exponierte Lage hat es wesentlichen Einfluss auf unser Verhalten. Forschungsergebnisse deuten darauf hin, dass im limbischen System und besonders im Mandelkern(Amygdala), Angstgefühle in Abstimmung mit dem Großhirn kontrolliert und gedämpft werden könnten, wenn diese Angst unbegründet ist.

Kommt es aber zu Störungen oder Fehlfunktionen in diesem Bereich, durch Unfälle, Gehirnstoffwechselprobleme oder energetische Blockierungen, dann funktioniert dieser dämpfende und mäßigende Mechanismus nicht mehr oder nur eingeschränkt.

Eine andere Ursache für die Entstehung von Angst in diesem Bereich kann biochemischer Natur sein, durch den Mangel an beruhigenden Botenstoffen, wie dem Dopamin und Serotonin, die ein Gefühl der inneren Ruhe und Zufriedenheit vermitteln können. Fehlen sie können Angstgefühle, Schreckensbilder und Albträume entstehen.

Auch andere körperliche Probleme, wie Funktionsstörungen am Herzen, der Schilddrüse oder dem Magen können manchmal zu wiederkehrenden Ängsten führen und sollten bei Bedarf ärztlich abgeklärt werden.

Am häufigsten aber beruhen Ängste bei Kindern auf energetischen Störungen. Ein Ereignis, das Eltern häufig nicht als beängstigend oder relevant erscheint, kann bei einem Kind posttraumatischen Stress auslösen.
Manchmal unmittelbar danach, oft aber auch erst nach Monaten oder Jahren. Aus scheinbar heiterem Himmel entstehen
- Ängste, besonders die Angst vor der Angst
- Prüfungsangst, Erwartungsspannung, Lampenfieber,
- Phobien, wie Platzangst, Höhenangst u. ä.
- Unsicherheit, geringes Selbstvertrauen.

Unbewusste Auslöser können dabei alle möglichen traumatischen Erinnerungen sein, die im limbischen System gespeichert sind. Man kann sie sich wie emotionale Endlosschleifen vorstellen, die bei jedem Gedanken daran, bei jeder ähnlichen Situation, wieder in der ursprünglichen Intensität ablaufen.

Sind die Emotionen nicht im Gleichgewicht, ist das genauso, als wenn das kindliche Gehirn nicht richtig arbeitet.

Außerdem verbrauchen diese immer wiederkehrenden emotionalen Stürme viel Energie.

Und weniger Energie hat wiederum Mutlosigkeit und Furcht zur Folge.

Oft ist der Ursprung der Angst nicht so klar definierbar, dann ist es ratsam, Verfahren und Techniken zu kombinieren.

Mentalfeldtechnik- erste Hilfe bei allen Ängsten

„Meinem Sohn ist ständig schlecht, wenn die Schlafenszeit heranrückt. Ich sehe auch an seinem Gesicht, dass er nicht schwindelt, er ist wirklich käsebleich. Am liebsten würde er im Wohnzimmer neben mir auf der Couch schlafen. Aber das geht doch nicht. Lars ist sechs Jahre und braucht seinen ungestörten Schlaf. Wenn er dann wirklich eingeschlafen ist, schreckt er häufig auf. Und wenn dann das Licht gelöscht ist, wird er regelrecht panisch. Er ist fest davon überzeugt, dass im Schrank ein Monster ist, welches im Dunkeln Macht über ihn hat. Ich vermute, er hat bei seinem Vater einen Film gesehen, der diese Angst ausgelöst hat. Natürlich habe ich ihm mehrfach erklärt, dass es keine Monster gibt. Wir haben auch den Schrank gründlich durchsucht, aber alles hat nicht geholfen."

Wenn Sie in Ihrer Familie Ähnliches erleben, können Sie sich auf eine schnelle und wirksame Hilfe durch die Mentalfeldtechnik freuen.

Die Mental- oder Gedankenfeldtechnik(Thought field Therapy) ist eine effiziente Kombination von kinesiologischen Techniken, der Klopfakupressur aus der Traditionellen Chinesischen Medizin und hypnotherapeutischen Ansätzen. Sie wurde um 1980 herum von Dr. Roger Callahan((1925) entwickelt und gehört mittlerweile zu den vier erfolgreichsten Therapieverfahren in den USA.

Er behandelte damals eine Klientin mit einer Wasserphobie schon seit längerem ohne sichtbare Erfolge. Da er sich gerade mit Kinesiologie zu beschäftigen begann, fand er durch einen Test heraus, dass die Phobie den Magenmeridian belastete.

Er kam auf die geniale Idee, während seine Klientin weiter an ihre Angst vor Wasser dachte, die Anfangspunkte des Magenmeridians unter den Augen sanft zu klopfen und die Phobie löste sich in wenigen Minuten auf.

Was da geschieht, könnte man sich vereinfacht so vorstellen: Man ruft sich das Angstgefühl oder das Energiefeld der negativen Gedanken ins Bewusstsein, das einen Meridian blockiert hat. Gleichzeitig stimuliert man einen bestimmten Akupunkturpunkt auf diesem Meridian durch sanftes Klopfen, idealerweise im Walzertakt.

Durch die leichten Vibrationen wird die Blockierung aufgelöst und die Energie wieder zum Fließen gebracht.

In der Kinesiologie geht man davon aus, dass es zwischen

bestimmten Meridianen, also den Stromleitungen im Körper, und bestimmten Muskeln und Organen Verbindungen gibt.

Diesen ordnet man bestimmte Emotionen zu.

So ist Angst häufig auf dem Magen-Meridian und dem Nieren-Meridian zu finden.

Wir kennen in der Alltagssprache auch solche Zuordnungen: Es wird einem schlecht vor Angst, man macht sich in die Hosen vor Angst usw.

Wenn dann auf diesen exponierten Meridianen Blockierungen auftreten, wirkt das wie die bereits beschriebene emotionale Endlosschleife, wie eine Schallplatte, die hängt.

Vernünftige Argumente finden dann weder bei Kindern noch bei Erwachsenen Zugang.

Denn jedes Mal, wenn die Erinnerung durch etwas Äußeres, ein Bild, eine Ähnlichkeit oder auch ein Gefühl aktiviert wird, wird auch das Gesamterlebnis mit allen negativen Komponenten wieder und wieder aktiviert.

Ein wahrer Teufelskreis, der nur unterbrochen werden kann, wenn die Blockierung gelöst wird und die Energiebahnen des Körpers wieder frei sind.

Und genau das leistet die Mentalfeldtechnik.

Um diese Ängste aufzulösen muss das Kind zunächst gedanklich in das Gefühl gehen oder sich an ein Ereignis erinnern, deshalb Mental- oder Gedankenfeldtherapie. Sollte eine Erinnerung zu stark sein, kann man sie sich auch entfernt ansehen, wie im Kino oder am Fernseher. Dann konzentriert man sich auf die betroffenen Punkte, die auf diesen Meridianen liegen und klopft sie sanft.

Um seinem Kind mit dieser Technik erfolgreich helfen zu können, muss man lediglich 4 wichtige Punkte kennen(siehe Seite 18/19), zwei davon liegen jeweils auf dem Magen- und dem Nierenmeridian.

Augenpunkte oder Magen 1
Die Punkte liegen mittig unter beiden Augen direkt auf dem Jochbein. Die Chinesen nennen ihn „Punkt, der die Tränen aufnimmt". Das leichte Klopfen auf dem Knochen bewirkt den Abbau von Ängsten und Aufregungen jeglicher Art.

Schlüssselbeinpunkte oder Niere 27

Diese Punkte liegen beidseitig unter dem Schlüsselbein bevor es in das Brustbein übergeht. Das etwas stärkere Klopfen an dieser Stelle bewirkt den Abbau von Stress und Frustgefühlen.

Serienpunkt oder 3E3

Dieser Punkt liegt beidseitig auf der Oberfläche der Hand, zwischen Ringfinger und kleinem Finger und ist ein Punkt auf dem Dreifach-Erwärmer-Meridian, der Stoffwechsel, Körpertemperatur. Wasserhaushalt und weitere vegetative Funktionen beeinflusst.

Das leichte, aber länger andauernde Klopfen auf diesem Punkt baut Hemmungen, Zögern und Unentschlossenheit ab. Der Serienpunkt ermöglicht außerdem, mit dem Rapid Relaxer(Schnell-Entspanner) die Angstbehandlung abzuschließen.

Wunder Punkt

Wir alle habe unseren wunden Punkt, bei etwas, das uns sehr berührt. So ähnlich kann man diesen Punkt auf der linken Brustseite verstehen, dort wo man einen Orden oder eine Brosche befestigen würde.

Er hat etwas mit dem inneren Selbstwertgefühl zu tun, damit ob sich das Kind angenommen und geschätzt fühlt, so wie es ist. Auch das kann energetisch gestört sein. Durch das Reiben dieses Punktes kann die Fehlprogrammierung aufgehoben werden.

Dazu reibt man diese Stelle sanft und sagt dazu 3x die neue Programmierung: *Ich bin in Ordnung* oder *Ich bin okay.*

Durch das Reiben des Wunden Punktes kann auch etwas aufgehoben werden, was wir Polaritätsstörung nennen. Wenn Kinder beispielsweise urplötzlich außer Kontrolle geraten, sich gegen alles sträuben, manchmal auch von außen gar nichts wahrnehmen, überhaupt nicht reagieren, wie eine Batterie in der Taschenlampe, die falsch herum eingelegt wurde.
Oft genügt schon das Reiben des Wunden Punktes durch die Eltern oder auch das Kind, um Kind und Eltern wieder zu beruhigen.

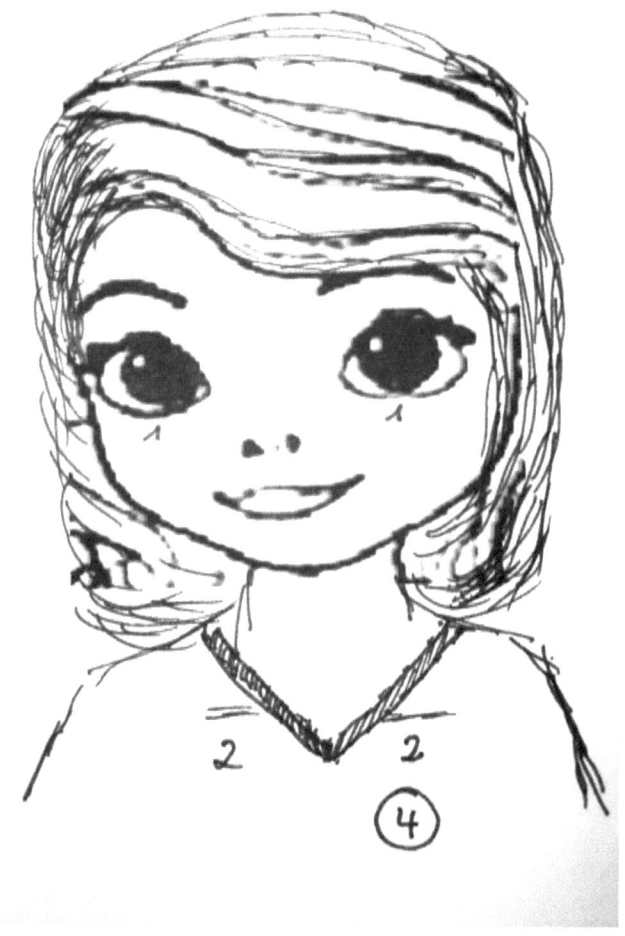

1.Augenpunkte   2. Schlüsselbeinpunkte

4. Wunder Punkt

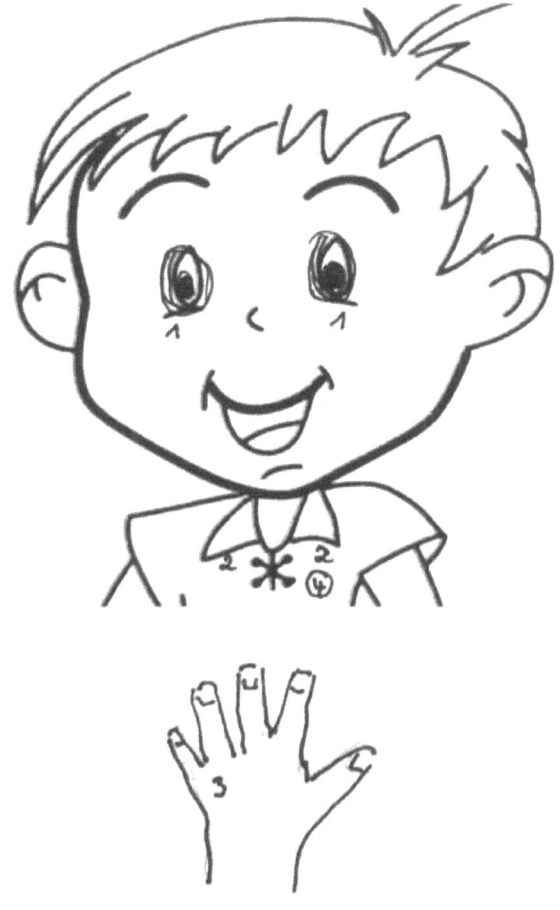

1.Augenpunkte   2. Schlüsselbeinpunkte

3.Serienpunkt

Wie gehen Sie im Einzelnen vor, um Ihrem Kind bei Ängsten zu helfen?

In den seltensten Fällen kommen Angst und Panik dann vor, wenn eine psychotherapeutische Behandlung möglich wäre, sondern eher am Abend und in der Nacht.

Mit der Mutter von Lars aus dem eingangs genannten Beispiel, habe ich dazu einen vereinfachten Ablauf eingeübt, der auch Ihrem Kind helfen könnte.

* Wenn sich das Kind starr vor Angst weigert ins Bett zu gehen oder angstschreiend erwacht, ist es bereits in dem Gedankenfeld, das Sie erreichen wollen.

In dem Fall genügt es, den Wunden Punkt zu reiben und Beruhigendes zu flüstern, wie *„Ich hab dich lieb, auch wenn du Angst vor Monstern hast."*

Bleiben Sie möglichst ruhig und gelassen, denn Aufgeregtheit und Gereiztheit überträgt sich dann sehr schnell auf das Kind.

* Nehmen Sie das Kind am besten in den Arm und beginnen Sie, leicht die Augenpunkte zu klopfen, 5-10x,danach die

Schlüsselbeinpunkte, ebenfalls 5-10x.

Oft reicht das schon aus, um das Kind zu beruhigen.

* Eine länger anhaltende Wirkung erreichen Sie, wenn Sie abschließend den **Rapid Relaxer**(Schnell-Entspanner) einsetzen.

Dazu klopfen Sie 10-20x leicht auf den Serienpunkt der rechten oder linken Hand des Kindes. Gleichzeitig lassen Sie Ihr Kind mit den Augen nach oben wandern. Gut wäre es, wenn die Kinderaugen dem Lieblings-Kuscheltier oder einer Fingerpuppe folgen könnten.

Immer wenn die Augen oben sind, wird tief eingeatmet, wenn die Augen wieder nach unten gehen, wird ausgeatmet. Wenn Sie das dreimal geschafft haben, sollte Ihr Kind ruhiger sein. Notfalls können Sie das Ganze aber auch wiederholen.

TIPP: Machen Sie sich mit der Lage der Punkte und dem Ablauf vertraut, bevor die Situation akut wird. Versuchen Sie daraus für das Kind ein Spiel zu machen.

* Wenn sich das Kind angstvoll an ein früheres Ereignis erin-

nert und die größte Angst darin besteht, dass sich so etwas wiederholen könnte, dann lassen Sie das Kind den wunden Punkt reiben und sagen:

„Ich bin in Ordnung, auch wenn ich Angst vor........hatte."
Danach klopfen Sie wie gewohnt die Augenpunkte, die Schlüsselbeinpunkte und schließen mit dem Rapid Relaxer ab.

Wenn alles geklappt hat, sollte diese Information jetzt in der linken Hirnhälfte gespeichert sein. Das bedeutet, das Kind erinnert sich an den Fakt, aber jetzt ohne emotionale Belastung.

Größere Kinder können schon selbst nach dem Beispiel der Eltern klopfen. Es genügt, wenn Sie sich gegenüber sitzen und das Kind den Ablauf wiederholt, den Sie demonstrieren.

Bei Schulkindern kann man das Klopfen gleichzeitig für neue gedankliche Programmierungen nutzen.
Während die Punkte geklopft werden, spricht das Kind dazu seine Zielformulierung, wie zum Beispiel:

- Ich bin stark; ich bin mutig!

- Ich kann das; Ich schaffe das!

- Ich kann mich wehren!

- Ich bin okay, auch wenn andere mich ärgern o. ä.

Versuchen Sie auf keinen Fall, dabei Ihr Kind sagen zu lassen *„Ich habe keine Angst.“* Aus Studien wissen wir, dass dann nur der Begriff Angst hängen bleibt.

Den Ablauf zur Reduzierung der Angst können Sie anwenden:

+ vor einer angstbelasteten Situation, wie zum Beispiel einem Zahnarztbesuch;

+ während einer angstauslösenden Situation, wie zum Beispiel einem Gewitter;

+ nach einer schwierigen, emotionalen Situation, wie einer schmerzhaften Behandlung, einem Unfall oder einem Tierangriff.

Wenn Sie die Klopfsequenz in größeren Abständen auch ohne Anlass durchführen, vermeiden Sie dass sich wieder größere Blockierungen aufbauen können.

Regelmäßiges Klopfen wäre dann vergleichbar mit regelmä-
ßigem Putzen in der Wohnung.

Die Mentalfeldtechnik nach Dr. Callahan ist natürlich umfangrei-
cher, als der geschilderte Ablauf. Wer weiter lesen möchte:
Callahan, J. R.: Leben ohne Phobie – Wie Sie in wenigen Minuten
angstfrei werden, VAK Verlags GmbH Kirchzarten 2001

Biochemie nach Schüßler-beruhigende Mineralstoffe

„Meine Tochter ist völlig überreizt. Jedes Mal, wenn ein Test ansteht, schläft sie schon Tage vorher ganz schlecht. Wenn ich sie daraufhin anspreche, bricht sie in Tränen aus und sagt, sie würde am liebsten zu Hause bleiben. Dabei ist Estelle keine schlechte Schülerin, aber sie hat offensichtlich Angst vor Dingen, die gar nicht eintreffen, zum Beispiel, dass sie beim Reden steckenbleiben würde oder alles vergessen hätte.

Und gerade dann vergisst sie wirklich auch viel oder sitzt einfach nur da und starrt an die Wand. Manchmal denke ich, sie wäre depressiv, aber das gibt es doch nicht bei Kindern, oder?

Wenn Ihnen dieses Problem bekannt vorkommt, dann empfehle ich Ihnen, wie auch der zu Recht besorgten Mutter, Schüßler-Salze.

Dr. Wilhelm Heinrich Schüßler(1821-1998) entwickelte 11 Salze als eine Hausapotheke, weil er erkannte, dass sich hinter vielen Beschwerden einfach ein Mangel an Mineralstoffen verbarg.

Auch Ängste, Überreiztheit, Grübeln, geringe Belastbarkeit

und unruhiger Schlaf können Ausdruck eines solchen Mangels sein.

Die wichtigsten Salze, die bei Ängsten helfen können, sind Schüßler Nr.5 Kalium phosphoricum und Schüßler Nr. 7 Magnesium phosphoricum.

Kalium phosphoricum – das Salz der Nerven und der Psyche ist eine wichtige Voraussetzung für die Energieproduktion des Körpers und die Regeneration. Es bindet Lecithin im Körper und verbessert damit die Leistungsfähigkeit der Nerven und des Gehirns.

Oder anders ausgedrückt, es bringt ruhigeren Schlaf, Unternehmungsgeist und Wachheit am nächsten Tag bei gleichzeitiger innerer Ruhe.

Woran erkennt man den Bedarf?

Ihr Kind grübelt häufig und fühlt sich Anforderungen nicht gewachsen. Es entwickelt Angstvorstellungen, was dabei möglicherweise schief gehen könnte.

Oft ist ihm alles zu viel und es würde am liebsten morgens

nicht das Haus verlassen, nicht in die Kita oder zur Schule gehen. Es ist häufig niedergeschlagen oder auch nur müde und kraftlos. Es ist weinerlich und bricht bei der geringsten Ansprache in Tränen aus.

Vor Belastungsproben, wie einem Test in der Schule oder einem Auftritt in der Kita schläft das Kind sehr unruhig und hat immer Sorge, das Bevorstehende nicht zu schaffen. Dazu kann auch Platzangst oder Angst in engen Räumen kommen.

Kurzfassung:

* Grübeln und Angstvorstellungen überwiegen,
* Weinen ohne Grund,
* Alles ist zu viel,
* große Sorgen, etwas nicht zu schaffen,
* häufig niedergeschlagene Stimmung.

Wenn diese Symptome bei Ihrem Kind überwiegen, kann ihm das Schüßler-Salz Nr. 5 Kalium phosphoricum in der Potenz D6 helfen.

Lösen Sie morgens 3-5 Tabletten in heißem Wasser auf und lassen Sie das Kind diese Zubereitung schluckweise auf nüchternen Magen trinken. Da es süß schmeckt, trinken es die meisten Kinder gerne. Die Wirkung ist oft nach wenigen Tagen, spätestens aber nach 4 Wochen erkennbar, wie das eingangs genannte Beispiel zeigte.

Magnesium phosphoricum – Das Salz der inneren Ruhe, der Muskeln und der Nerven, ist an der Steuerung des vegetativen Nervensystems beteiligt und hilft, zu entspannen. Es wirkt beruhigend und anregend zugleich.

Woran erkennt man den Bedarf?

Ihr Kind ist bei allen Veränderungen des täglichen Ablaufs, zum Beispiel durch eine Reise, einen Arztbesuch oder ähnliches, sehr aufgeregt, fiebrig oder überdreht.

Es hat häufig Angst, etwas falsch zu machen, beobachtet oder bewertet zu werden.

Sobald es im Mittelpunkt stehen soll, wie bei Theateraufführungen, Spielen oder gemeinsamen Singen, hat es fürchterliches Lampenfieber, starke innere Unruhe und oft auch sichtbares Herzklopfen.

Eine starke Röte auf den Wangen oder hektische Flecken an Gesicht und Hals, sind weitere Hinweise auf dieses Mittel.

Auch wenn das Kind in den Arm genommen wird, kann es sich nur schwer entspannen. Es können auch krampfartige

Beschwerden auftreten.

Das Kind schläft oft sehr spät ein und wacht häufig wieder auf. Es schläft besser, wenn es seinen Süßhunger mit Schokolade gestillt hat, denn die enthält Magnesium.

Kurzfassung:

* ständige innere Unruhe und Herzklopfen,

* Unfähigkeit, sich zu entspannen,

* leicht erregbar und impulsiv,

* rote Wangen bei geistigen Anstrengungen,
   hektische Flecken.

* starker Süßhunger.

Wenn Sie diese Symptome bei Ihrem Kind erkennen können, wird das Schüßler-Salz Nr.7 in der Potenz D6 Erleichterung bringen.

Lösen Sie abends 5 Tabletten in heißem Wasser auf und lassen Sie das Kind langsam und schluckweise diese „heiße Sieben" trinken.

Nachts regeneriert der Körper am wirkungsvollsten, die Magnesiumverbindung hilft ihm dabei, in tiefere Schlaf- und Ruhephasen zu gelangen und die Nerven zu stärken. Führen Sie die Anwendung mindestens 4 Wochen durch.

In Ausnahmefällen, wie auf Reisen, können die Tabletten auch einfach auf die Zunge gegeben werden, sie lösen sich sehr schnell auf. Es gibt die Nr. 7 auch als Sachet mit Pulver, das einfach auf die Zunge geleert werden kann.

Bei speziellen Ängsten, die durch enge, kleine Räume oder den Mangel an Frischluft ausgelöst werden, kann auch Schüßler Nr. 6 Kalium sulfuricum eingesetzt werden.

Wer nachlesen möchte:

Jaedicke, H.G. Dr.: Schüßlers Biochemie – Eine Volksheilweise, Fröhlich Verlag Frankfurt am Main 1995

Bachblüten – „Blüten, die die Seele heilen"

„Meine Laura weigert sich vehement, im Dunkeln zu schla-
fen. Sobald ich das Licht lösche, zittert sie wie Espenlaub.
So schreckhaft war sie auch schon als Baby. Es gibt nichts
Bestimmtes, vor dem sie sich fürchtet oder besser gesagt,
sie fürchtet sich vor allem und jedem. Sie hat auch immer
Sorge, dass mein Mann und ich uns trennen könnten oder
einen Unfall hätten und sie alleine bleiben muss.
Darum sollte sich doch eine Fünfjährige nicht sorgen müs-
sen. Sie zuckt sogar zusammen, wenn es irgendwo nur ra-
schelt oder knackt. Und bei der Silvesterknallerei hat sie so-
gar mehr Angst als unser Hund."

Bei solchen schwer zu fassenden, scheinbar grundlosen Ängsten sind Bachblüten eine wunderbare Möglichkeit zu helfen,
auch ohne die angstauslösenden Anlässe zu kennen.

Die Bachblüten-Tropfen wurden von dem englischen Arzt Dr.
Edward Bach(1886 – 1936) entwickelt, der sich schon in den
1920-ger Jahren mit Psychosomatik beschäftigte. Er erkannte
schon damals, dass nicht immer der Körper schuld ist, wenn
man sich nicht wohlfühlt. Sondern, dass es eher die tieferlie-
genden Energien sind, die uns gute oder weniger gute Ge-

fühle bescheren. Gerade bei Ängsten leidet die Seele oft lange Zeit und ungehört.

Dr. Bach entwickelte für unterschiedliche seelische Beschwerden und Verstimmungen seine 38 Bachblüten-Tropfen.

Drei davon betreffen spezielle Ängste, die häufig bei Kindern auftauchen:

Aspen – Espe

Jeder kennt die Formulierung, man zittert vor Angst, wie Espenlaub.

Ihr Kind ist sehr sensibel und kann Stimmungen und Ärger in der Familie sehr leicht wahrnehmen. Es entwickelt häufig übertriebene Vorahnungen vor irgendeinem drohenden Unheil. Wenn es Angst hat, kann es oft nicht erklären, was ihm Angst macht. Aber es hat Herzklopfen und Schweißausbrüche und zittert. Die Angst kann auch tagsüber auftreten, steigert sich aber ganz besonders durch Geräusche und im Dunkeln.

Kurzfassung:

+Wenn ein Kind unerklärliche vage Ängste hat,

+wenn es schlimme Angst im Dunkeln hat,

+wenn plötzliche Geräusche Herzrasen, Zittern und

Schweißausbrüche hervorrufen,

+wenn es Vorahnungen von einem drohenden Unheil hat.

Mimulus – Kleine Gauklerblume

Ihr Kind ist schon immer scheuer und etwas furchtsamer gewesen, als andere. Es ist meist auch etwas zarter gebaut und traut sich wenig zu. In Gegenwart von Fremden oder wenn es sich beobachtet fühlt, errötet es und kann auch leicht stottern. Es ist sehr empfindlich gegen Lärm, gegen Kälte und gegen Aggressionen von anderen Kindern. Es hat Angst vor neuen Dingen und vor bestimmten Anforderungen. Es wird lieber krank, als sich der Herausforderung stellen zu müssen. Seine Ängstlichkeiten können sich zu Phobien aus-wachsen.

Kurzfassung:

+Wenn ein Kind fast immer scheu, furchtsam und schüch-
  tern ist,

+wenn es Angst vor ganz bestimmten Dingen hat, wie großen Hunden, großem Lärm, Spritzen beim Arzt,

+wenn es viele kleinere Ängstlichkeiten hat, z. B. vor Fremden, vor neuen Aufgaben,

+wenn es leicht errötet und vieles vermeiden möchte.

Larch – Lärche

Versagensangst ist nicht so leicht als solche zu erkennen und wird oft mit Gleichgültigkeit oder Trägheit verwechselt.

Ihr Kind traut sich oft nichts zu oder fühlt sich anderen unterlegen.

Es ist schon im Vorfeld überzeugt, dass es diese Aufgabe nicht schafft und versucht es demzufolge gar nicht.

Es ist auch sehr oft der Meinung, den Erwartungen der Eltern sowieso nie genügen zu können und fühlt sich minderwertig.

Körperlich können eine schlechte Haltung und teilweise bereits Rücken- oder Schulterschmerzen auftauchen.

Kurzfassung:

+Wenn ein Kind starke Versagensängste hat und sich nichts zutraut,

+wenn es Fehlschläge schon erwartet oder aus Angst davor nichts Neues beginnt,

+wenn es sich minderwertig und anderen unterlegen fühlt.

Wenn man sich bei der Auswahl nicht ganz sicher ist, kann man sich die drei Blüten auch in der Apotheke als Mischung anfertigen lassen.

Verordnung von Bachblütentropfen:

3 x 4 Tropfen pro Tag in Wasser oder direkt auf die Zunge, mindestens einen Monat oder bis zur Besserung.

Für absolute Stress- oder Notfall-Situationen, in denen Kinder panisch reagieren, z. B. vor einem Zahnarztbesuch, eignet sich am besten die Mischung Rescue(Notfalltropfen), natürlich auch für die gestressten Eltern.
Für Kinder gibt man 4 Tropfen Rescue Kids in ein kleines Glas Wasser und lässt es schluckweise trinken.

Wenn Ihr Kind etwas Schlimmes erlebt oder gesehen hat und sich daraus panische Ängste entwickeln, kann Star of Bethlehem die Situation entspannen.
Dazu können Sie die Verordnung von 4 Tropfen in Wasser mehrfach anwenden.

Zum Nachlesen: Scheffler, Mechthild: Original Bachblüten-Therapie-Lehrbuch für die Arzt- und Naturheilpraxis, Jungjohann Verlag Neckarsulm – Lübeck – Ulm 1996
Schmidt, Sigrid: Bachblüten für Kinder, Gräfe und Unzer Verlag München 2005/2012

Homöopathie – die sanfte Art zu lindern

„Mein Sohn ist gerade sechs geworden, aber er ist hektischer als viele Erwachsene, die ich kenne. Lutz ist immer in Eile und sorgt sich, dass wir zu spät kommen. Es ist egal, ob wir eine Bahn erreichen müssen oder in die Kita wollen. Er macht sich ständig über irgendetwas Gedanken. Als er zur Weihnachtsfeier in der Kita ein Gedicht aufsagen sollte, war das vorher tagelang ein Drama. Am liebsten wäre er zu Hause geblieben.

Alles muss schnell gehen, auch bei einem Arztbesuch, aber wenn ich dann schon mit den Schlüsseln an der Wohnungstür stehe, muss er zur Toilette. Er kriegt vor Angst richtig Durchfall."

Bei dieser Art von Erwartungsspannung, Lampenfieber und der Angst nicht pünktlich oder gut genug zu sein, kann die Homöopathie gute Dienste leisten.

Diese Therapiemethode, mit der die Selbstheilungskräfte des Körpers auf sanfte Art angeregt werden, wurde von Dr. Samuel Hahnemann(1755-1843) begründet. Sein Ziel war es, im Gegensatz zur damals herrschenden Medizin Beschwerden möglichst schonend zu lindern und Ähnliches mit Ähnlichem heilen.

Die Bezeichnung Homöopathie ist aus zwei griechischen Wörtern zusammengesetzt: *homoion* bedeutet Ähnliches und *pathos* heißt Leiden.

Über welche Heilkräfte eine homöopathische Arznei verfügt, wurde durch Freiwillige festgestellt, die als Gesunde den Wirkstoff im Übermaß einnahmen und die eintretenden Beschwerden notierten.

Hahnemann schlussfolgerte dann daraus: Was ein Mittel, beim Gesunden an Symptomen hervorrufen kann, die kann es beim Kranken heilen.

Jeder kennt die Tränen bei Zwiebelschneiden, die Augen sind gerötet, die Nase läuft. Folgerichtig ist die Zwiebel(Allium cepa) in der Homöopathie ein gutes Mittel gegen erste Erkältungssymptome.

Auch wenn die homöopathischen Arzneikügelchen sehr klein sind, verfügen sie wie ein Mikrochip über unzählige Informationen, die den Selbstheilungskräften helfen können, die Krankheitssymptome zu überwinden.

Beim Einsatz homöopathischer Mittel geht es immer darum, ein Arzneimittel zu finden, das in sich die Heilkräfte trägt, die dem jeweiligen Beschwerdebild am ähnlichsten sind.

Das ist in der Praxis nicht so einfach, denn mittlerweise gibt es deutlich mehr als 2.000 Mittel, darunter viele gegen Angst

Arsenicum album gilt als das klassische Mittel, das man so charakterisieren könnte:

A - Angst

R - Ruhelosigkeit

S - Schwächegefühl

E - Eiseskälte

N – Nachts schlimmer

Das trifft am häufigsten auf Kinder zu, die schon kleine Perfektionisten sind, die alles besonders gut machen wollen und die größte Angst davor haben, genau das nicht zu schaffen.

Andere wichtige Mittel gegen die Angst bei Kindern sind:

Argentum nitricum

Diese Kinder reagieren wie Lutz im Eingangsbeispiel sehr sensibel auf Belastungsproben und Anforderungen. Sie werden eher krank, als den Gedanken und die Angst auszuhalten, dass etwas schiefgehen könnte, denn das malen sie sich ausgiebig aus. Bei allem gehen sie eilig und hektisch vor und immer wenn es ernst wird, müssen sie rasch zur Toilette.

Kurzfassung:

- Lampenfieber, Erwartungsspannung,
- Angst durch übertriebene Fantasien und Befürchtungen
  vor einer Belastungssituation,
- Furcht zu spät zu kommen,
- Diarrhoe durch Angst und Erwartungsspannung.

Gelsemium

Diesen Kindern fehlt es oft an geistiger und körperlicher Willenskraft. Sie wissen, was zu tun ist, fühlen sich aber zu schwach und lassen sich hängen. Sobald eine Schwierigkeit auftaucht, fühlen sie sich wie gelähmt.

Oft ist sogar das Gehen unmöglich. Es ist daher oft keine Trotzreaktion, wenn sich das Kind weigert zu gehen oder sich ziehen lässt.

Kurzfassung:

- Angst zu versagen, Angst vor Misserfolgen,
- fühlt sich in belastenden Situationen, wie gelähmt,
- zitternde Knie bis zur Gehunfähigkeit.

Pulsatilla

Diese Kinder entwickeln die größten Ängste, wenn sie allein sein müssen, vor allem, wenn das Licht gelöscht wird.

Und alles ist besser, wenn sie mit anderen zusammen sind.

Allerdings sollten das freundliche Menschen sein, denn sie ertragen keine Konfrontation und auch keine großen Menschenmengen. Vor allem brauchen sie frische Luft und können schwer bei geschlossenen Fenstern schlafen. Sie haben weniger Durst, als andere Kinder.

Kurzfassung:

- Platzangst, Angst in engen Räumen,

- Angst in Menschenansammlungen,

- Furcht vor dem Alleinsein im Dunkeln.

Ambra

Diese Kinder haben vor allem vor Fremden Angst. In der Familie können sie daher sein, wie alle anderen. Aber bei neuen Menschen und neuen Situationen zeigen sie oft Symptome die einer Sozialphobie nahe kommen.

Kurzfassung:

- Angst, wenn Fremde anwesend sind,

- Angst, ausgelacht zu werden,

- Schüchternheit, Erröten und Zittern in Belastungs-
  situationen.

Barium carbonicum

Kinder, die dieses Mittel brauchen, machen ihre Entwick-
lungsschritte oft etwas langsamer als andere. Sie können
schwer mit neuen Dingen, neuen Situationen umgehen und
verstecken sich oft, wenn etwas ungewohnt ist. Selbst auf
der Straße und in Ihrer Gesellschaft, würde sich dieses Kind
eher hinter Ihnen verstecken, als mit einem Unbekannten zu
reden.

Kurzfassung:

- Angst, ungewohnte Dinge alleine machen zu müssen,

- Angst vor Fremden,

- Angst, beobachtet oder verspottet zu werden.

Wie dosieren Sie die homöopathischen Mittel?

Falls Sie sich mit der Homöopathie schon gut auskennen,
können Sie die Potenzen C 30 und C 200 verwenden.
Geben Sie akut nur eine Gabe, sollte das Angstgefühl nach

einer gewissen Zeit wiederkommen, noch eine 2. Gabe.

Ist die Homöopathie weitgehend Neuland für Sie, nutzen Sie bitte zuerst die anderen Empfehlungen.

Wer nachlesen möchte: Ullmann, Dana: Homöopathie für Kinder - Erkrankungen bei Kindern naturgemäß behandeln, Scherz Verlag Bern – München - Wien 1997

Reiki – heilsame Berührungen

„Mein Kleiner ist ein richtiges Angsthäschen. Wenn es bei einem Märchenfilm etwas spannender wird, schon sitzt er auf meinem Schoß. Irgendwie braucht er mehr Streicheleinheiten, als andere, wenn er Angst hat.

Sein Bruder ist 5, also nur ein Jahr älter und sperrt sich schon, wenn ich ihn mal umarmen will, aber Mats braucht immer wenn es brenzlig wird, wenigstens meine Hand.

Wenn Ihr Kind ähnlich reagiert, dann könnte Reiki eine gute Hilfe sein.

Reiki ist ein sehr altes Heilverfahren, das von dem Japaner Dr. Mikao Ussui(1865 – 1925) entwickelt wurde.

Um es richtig anwenden zu können, sollte man geweiht und in die Techniken eingeführt sein.

Aber jede Mutter und jeder Vater weiß, welche große Bedeutung Streicheleinheiten für Kinder haben. Bauchweh vergeht viel schneller, wenn eine warme Hand aufgelegt wird.

Und jeder von uns, der Kopfschmerzen hat, kennt die unbeabsichtigte Geste, dass man seine Hand auf die Stirn legt.

Das was Dr. Ussui für seine Methode nicht erreichte, schaffte eine amerikanische Krankenschwester, Dolores Krieger, in-

zwischen Doktor h.c., die durch mehrere Studien, die
Heilkraft des Handauflegens beweisen konnte.

Inzwischen wird ihr Verfahren, Therapeutic Touch, an fast
allen Schwesternschulen der USA gelehrt und in vielen Kran-
kenhäusern, vor allem in der Intensivmedizin angewendet.

Im T-Touch arbeitet ein Therapeut am Körper und in dem,
ihn umgebenden Energiefeld, dort wo Blockierungen zu
Angstgefühlen führen können. Durch die sanften Berührungen mit den Händen wird der Energiefluss wieder hergestellt,
die Ängste aufgelöst und der Patient beruhigt.

Auch Kinder mit Ängsten werden ruhiger, wenn sie in den
Arm genommen werden, wenn gekuschelt wird. Dadurch
wird der Botenstoff Oxytocin aktiviert, der Angst und Stress
minimiert.

Kinder, die vor einer Situation viel grübeln und nachdenken,
was schief gehen könnte, werden gelassener und zuversicht-
lich, wenn Sie Ihre Hand ganz ruhig quer über die Stirn legen und sie weiter nachdenken lassen. Mit dieser Haltung
werden Akupunktur-Punkte aktiviert, die Lösungsprozesse
unterstützen.

Kindern, die unter Erwartungsspannung leiden, z. B. wegen

eines Tests in der Schule oder eines Arztbesuchs am nächsten Tag, reagieren ruhiger, wenn sie Ihre Hände auf den Rücken des Kindes in Höhe der Nieren legen. Die Wärme und die Zuwendung beruhigen auch die Nebennieren, die dann weniger Adrenalin ausschütten.

Sie können auch einfach Ihre Hände mit der Handfläche auf die des Kindes legen und ruhig halten. Das beruhigt beide und gibt dem Kind außerdem etwas Energie.

TIPP:

Aus dem japanischen Heilströmen ist bekannt, dass das Strömen des Zeigefingers eine beruhigende Wirkung hat. Dazu umfassen Sie den Zeigefinger Ihres Kindes und halten ihn ein paar Minuten. Gerade vor einer belastenden Situation hilft es auch, wenn das Kind das schon selbst kann. Außerdem lenkt es ab.

Wer nachlesen möchte: Lübeck, Walter: Das Reiki Handbuch, Windpferd Verlagsgesellschaft mbH Aitrang 1995

Was hilft noch?

- Nehmen Sie die Angst oder Ängstlichkeit Ihres Kindes ernst. Versuchen Sie nicht, es zu überzeugen, dass die Angst lächerlich sei(*Du bist doch schon groß, da hat man keine Angst! – Jungs haben doch keine Angst!*)

- Helfen Sie Ihrem Kind geduldig, seine Ängste zu bewältigen und sich in Gedankenhygiene zu üben. Neigt es dazu, öfter Katastrophengedanken zu produzieren, (das sind die Fragen die mit Wenn beginnen), dann zeigen Sie ihm die Technik des Nachfragens,
  zum Beispiel:
  Wenn der Fahrstuhl stecken bleibt...?
  Wenn ich beim Test alles vergessen habe...?
  Wenn jemand mein Handy klaut...?

  Fragen Sie bei jeder Befürchtung ganz ruhig: Und was dann? Was kannst du tun? Wer kann dir helfen?
  Wenn Ihrem Kind auch nur eine Lösungsvariante einfällt, ist es beruhigter und im Ernstfall auch handlungsfähiger.

- Malen Sie sich gemeinsam mit dem Kind aus, die Angst wäre ein uralter, sehr hässlicher Zwerg, den man verjagen und auch kräftig beschimpfen kann. Abgesehen davon, dass es Kindern Riesenspaß bereitet, Schimpfwörter benutzen zu dürfen, kann das Gefühl der Wut die Angst deutlich reduzieren.

- Begeistern Sie Ihr Kind für Sportarten, bei denen es sich stärker fühlen kann, mit denen es sich auch im Notfall verteidigen kann, z. B. asiatische Kampfsportarten, wie Judo, Karate, Aikido oder auch Boxen. Als angenehmer Nebeneffekt wird der Überschuss an Adrenalin abgebaut und ein Gefühl der Kontrolle über den Körper zurückgewonnen.

- Nutzen Sie auch Möglichkeiten, mit denen Sie das Kind von angstvollen Gedanken ablenken, z. B. durch einen Kinderreim, durch gemeinsames Singen. Das konzentriert die Wahrnehmung auf anderes.

- Achten Sie beim Essen darauf, dass Ihr Kind ausreichend mit den Vitaminen und Mineralstoffen versorgt wird, die wichtig sind für die Bildung beruhigender

Neurotransmitter, den Botenstoffen, die wir alle brauchen, um mit Anforderungen umzugehen, zu kämpfen und mutig zu sein.

Ganz wichtig sind B-Vitamine, die die Nerven so stärken können, dass sie nicht dauernd blank liegen.

B-Vitamine finden Sie vor allem in grünem Gemüse, wie Brokkoli, Spinat, Grünkohl, Zucchini, aber auch in Mangos, Melonen, Nüssen, Kernen, Vollkornprodukten, Soja und Pilzen.

Hat Ihr Kind noch kein Faible für Gemüse oder Nüsse entdeckt, können Sie die B-Vitamine auch aus Soja-Lecithin-Granulat nutzen. Als Nebeneffekt kann damit das Gedächtnis verbessert werden.

Reduzieren Sie Zucker deutlich, denn er schwächt die Nerven und macht Ihr Kind unruhig. Süßen Sie mit Stevia, Birkenzucker, Honig oder Agavendicksaft.

Bei Mineralstoffen sind Magnesium und Kalium besonders wichtig. Magnesium ist hilfreich gegen die innere Unruhe und angstvolles Herzklopfen. Man findet es auch im grünen Gemüse, in Nüssen, Kernen, Naturreis, Bananen und Schokolade.

Kalium ist hilfreich bei Vermeidungsverhalten, unruhigem Schlaf. Man findet es in Avocado, Brokkoli und Bananen.

TIPP:

Wenn Ihr Kind schwer einschlafen kann, grübelt und sich Sorgen macht: Geben Sie ihm abends ein kleines Glas Milch mit einer halben pürierten Banane und einem Teelöffel Honig. Das ist ein absoluter Happymacher und sorgt für ausreichend beruhigende Botenstoffe, wie Serotonin und Dopamin.

- Sorgen Sie für weniger Stress und mehr Freude in Ihrer Familie.
  Ein derartig intensives negatives Gefühl, wie Angst, wird am ehesten durch genauso intensive positive Gefühle, wie Freude, Liebe, Zusammenhalt und Vertrauen ausgeglichen.

Alle Hinweise aus diesem Büchlein lassen sich auch von Erwachsenen anwenden. Sorgen Sie gemeinsam für mehr Gelassenheit, Mut und Zuversicht.

Über die Autorin:

Elfi Sinn, geb. 1947, Kindergärtnerin und Diplom-Gesellschafts-
wissenschaftlerin; Heilpraktikerin, Ernährungsberaterin und Staat-
lich geprüfte Psychologische Beraterin, hat mehr als 20 Jahre
psychotherapeutisch in eigener Praxis gearbeitet, vorrangig mit
Patienten, die unter Angststörungen und posttraumatischem
Stress zu leiden hatten. Seit 2017 im Ruhestand.
Zahlreiche Veröffentlichungen zu psychologischen Problemen in
Fachzeitschriften.

Haftungsausschluss

Der Inhalt dieses Buches ist sorgfältig recherchiert oder beruht auf
eigenen Erfahrungen. Dennoch können weder die Autorin noch der
Verlag für alle Angaben eine Haftung übernehmen.

Von der Autorin sind im BoD-Verlag bereits erschienen:

- Der Club der kleinen Millionäre

  Coole Kids und er clevere Umgang mit Geld

- Die dicke Friederike
  Von Pfunden, Freundschaft und Hunden

- Immer wieder aufstehen!
  Kurzgeschichten zum Mutmachen

- Die Silver Girls
  65 – na und!